高等院校药学与制药工程专业规划教材

Experimental Course of Medicinal Chemistry

药物化学实验教程

主　编　杜文婷

副主编　陈小林　陈　静

编　委　李　军

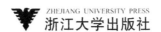

ZHEJIANG UNIVERSITY PRESS
浙江大学出版社

前　言

药物化学是一门发现与发明新药,合成化学药物,阐明药物理化性质,研究药物分子与机体生物大分子之间相互作用规律的综合性学科,是药学领域的重要基础性学科。在化学基础课与药剂学、药理学、药物分析等应用学科之间起到承前启后的桥梁作用。

药物化学也是一门实验性很强的学科。通过实验加深理解药物化学的基本理论和基础知识,掌握药物合成及其结构修饰的基本方法,进一步巩固有机化学实验的操作技术及理论知识,培养学生理论联系实际的能力,实事求是、严谨认真的科学态度和良好的工作习惯。

本教材适用于应用型药学本科生和药学专科生。结合药学教学的特点,本教材分三部分:第一部分介绍了实验室的安全常识和基本知识;第二部分介绍了常见有机药物的制备方法和性质鉴定;第三部分介绍了实验基本操作技能,包括常用溶剂的纯化和干燥、药物化学实验基础操作技能、仪器设备的使用操作等;附录包括核磁共振中常见溶剂在氘代试剂中的化学位移值等常用化学数据。

本教材的编著得到了浙江省"325"卫生高层次创新人才培养工程项目资助。

如有疏漏和不妥之处,敬请读者及同行专家提出宝贵意见。

编　者

2017年6月

目　录

附　录　实验常用数据

第一部分 实验室基本知识

一、实验室基本规则与注意事项

药物化学是一门实验性很强的学科。药物化学实验项目涵盖药物的定性实验、化学反应、单元技能和仪器操作等方面,安全要求很高。实验前,学生必须熟悉实验内容,通晓实验室的一些基本规则与一般注意事项,遵守安全操作须知和操作规程,力求避免危险情况的发生。

1. 了解实验室环境和水、电、气位置,熟悉安全用具,如灭火器、沙桶以及急救箱的放置地点和使用方法。操作有可能发生危险的实验前,应准备好防护用品,如眼镜、面罩、手套及其他防护设备。

2. 实验前应检查仪器设备是否完整无损,装置是否安装正确、稳妥,在征得带教老师检查、同意后方可进行实验。

3. 实验中应保持安静、胆大心细、集中精神,严格按步骤进行操作,认真观察化学反应进行的情况和装置的状态,如是否有漏气、破裂等。实验过程中不得擅离职守。

4. 实验中所用的药品和试剂,必须严格按规定量取,不得随意散失、遗弃;取出的药品、试剂不可再倒回原瓶中;取用完毕,应立即盖上瓶塞,归还原处。公用药品、试剂、仪器和其他实验工具应在指定的地点使用。

5. 实验中应爱惜公共物品和讲究卫生,保持实验室台面、地面、水槽整洁,仪器设备摆放整齐,不得随意乱丢纸屑、玻璃屑、残渣、火柴棒以及沸石等废弃物品。废酸和废碱以及废弃有机物应倒入废液缸,不能倒入水槽;对反应中产生的有害气体要按规定处理。一切有毒的气体实验,都应在通风橱内进行。

6. 实验中应遵从带教老师和实验管理老师的指导,注意安全,若发生意外事故,立即报告教师及时处理;实验完毕,及时洗净仪器、物归原处,整理实验室,关闭水、电、火源等,所有物品不得擅自带出实验室。

7. 进入实验室前要穿实验服,严禁穿背心和拖鞋进入实验室,严禁在实验室内吸烟或饮食。实验结束后要细心洗手。

8. 养成记录实验现象和实验数据的良好习惯。实验记录是研究实验内容和书写实验报告的重要依据,对正确解释实验结果会有很大的帮助。因此在进行实验时,要做到观察仔细,思考积极,记录及时、准确,不得涂抹。实验记录本应有连续页码,不准用散页纸记录,以保证实验记录的完整性、连续性和原始性。

二、实验预习要求

在实验前,应该充分做好预习工作。预习实验相关的课件、视频和知识点,预习内容包括了解反应原理、化学试剂和溶剂的理化常数、可能发生的副反应、实验操作原理和方法、产物提纯原理和方法、注意事项及实验中可能出现的危险及处置办法。同时还要了解反应中化学试剂的化学计量学用量。

三、实验室安全及事故预防

进行药物化学实验,所用的药品、原料、试剂种类繁多,而且经常要使用易燃、易爆、有毒和强腐蚀性的化学药品,若使用不当,就有可能引发火灾、爆炸、中毒、灼伤等事故。同时,实验中经常使用的有玻璃仪器、电热套、电磁炉、恒温搅拌设备等,上述设备处理不当也会发生事故,增加潜在的危险性。但是,只要掌握实验基本常识及正确的基本操作,就能有效地防止事故的发生。掌握一般事故的处理方法,也能把事故造成的损失降至最低。

1. 眼睛安全防护

在实验室中,眼睛是最容易受到伤害的。如果有化学药品或酸、碱液溅入眼睛,应赶快用大量的水冲洗眼睛和脸部,并尽快就近治疗。若有固体颗粒或碎玻璃渣进入眼睛内,请切记不要揉眼睛,应立即诊治。为安全起见,必要时,实验中宜戴防护目镜。

2. 火灾预防与处理

在药物化学实验室中,容易发生的危险就是火灾。因此,在实验中应严格遵守实验安全须知和操作规程,预防火灾的发生。

防火的基本原则是使火源远离易燃溶剂。不用开口容器盛放易燃溶剂,用完后应及时加盖存放在阴凉处。回流或蒸馏溶剂时,应加沸石防止暴沸,若在加热时发现未放沸石,则应待反应体系稍冷后再补加;同时冷凝水要保持循环畅通。使用有机溶剂的反应不能用明火加热,宜根据温度要求分别使用水浴、油浴或电热套等加热。在使用或反应产生易燃、易爆气体或低沸点、易挥发的液体时,要保持室内空气畅通,防止一切可导致火星发生的举动。

一旦发生火灾,不要惊慌失措,应立即启动应急预案,如切断电源,熄灭火源,迅速移开易燃物;若容器内溶剂着火,可用石棉网或湿布盖灭;桌面、地面小火可使用湿布或黄沙盖灭;油浴或有机溶剂着火,切勿用水扑灭,否则会使火焰蔓延,无异于“火上浇油”。火较大时应根据具体情况采用各种灭火器,灭火时应从火的四周开始向中心扑灭,并把灭火器对准火焰的底部。若衣服着火,切勿乱跑;对于小火可以将衣服脱下把火熄灭,或用石棉布覆盖着火处;较严重时,应躺在地上打滚或用防火毯紧紧裹住使火闷灭。若被火烧伤,轻者在伤处涂以烫伤膏,重者立即送医院治疗。发现着火或在灭火的同时,应立即报告有关部门或打“119”火警电话报警。

3. 爆炸预防与处理

药物合成实验中,一定要预判可能发生爆炸的危险;必须注意:所有反应装置常压操作时,不要形成密闭体系进行加热;同时,要时常关注反应装置各部分有无堵塞现象。减压蒸馏时,应使用耐压容器(如圆底烧瓶)作接收器,不可使用锥形瓶,以免发生炸裂;减压蒸馏结束后,不能放气太快,以防压力计冲破。高压操作时应经常注意反应釜内压力有无超过安全负荷。使用陌生试剂或药品前,全面了解其理化性质。不准随意将氧化剂加到无关的药品中,避免意外事故发生。有机药品和氧化剂应分开存放。对易爆固体切不可重压或敲击,其残渣不准随意丢弃。

4. 中毒预防与处理

药物合成中应该预防有机物中毒。对于有毒的药品,实验中要安排专人负责收发,应认真操作,妥善保管,实验后的有毒残渣必须及时按要求处理,不应乱放及随意丢弃。为预防中毒,操作时必须戴橡皮手套,操作后应立即洗手,切勿让有毒物质沾染五官或伤口。对于挥发性有毒药品,使用时一定要在通风橱内进行,用完药品后应随时盖上瓶盖;实验时如有头昏、恶心等中毒症状,应立即到空气新鲜的地方透气休息,严重者到医院治疗。

5. 割伤预防与处理

割伤是实验室中经常发生的事故,在安装玻璃仪器时更易发生。如将玻璃管插入胶塞,应该用布裹住,并缓慢旋转进入,防止折断而割伤。当割伤时,首先将伤口处玻璃碎屑及其他固体物质取出,用水洗净伤口,涂以碘酒或贴上创可贴;大伤口则先按住出血部位,并立即送往医院就诊。

6. 电伤预防及处理

使用搅拌器、电热套、电炉等电器,应先插上插头,接通电源,再开启仪器开关;实验完毕先切断电源,然后再将仪器插头拔下。为了防止触电,装置和设备的金属外壳都应连接地线;不能用湿手或手握湿物接触电源插头。使用大功率电器设备时,不得擅离职守,使用后应该立即切断电源,防止因电器短路而发生事故。万一触电,应立即切断电源,或用不导电的物体使触电者与电源隔离,然后对触电者进行人工呼吸并立即送往医院。

7. 烫伤、试剂灼烧的预防与处理

轻度小范围烫伤、烧伤,立即将受伤部位浸入冷水或冰水中约 5 min 以减轻疼痛。重度大范围烫伤或烧伤应立即去医疗部门进行救治。

对于不同的化学试剂灼伤,采用不同的处理方法。

(1)酸灼伤:先用大量水冲洗,再用 3%~5%碳酸氢钠溶液淋洗,最后水洗 10~15 min。严重者将灼伤部位拭干包扎好,到医院治疗。

(2)碱灼伤:不慎将碱液洒在皮肤上用大量水冲洗,然后用 1%~2%硼酸或 1%~2%醋酸洗,最后涂上油膏包好。若眼睛被碱灼伤,应先用大量水冲洗,再用 1%硼酸洗,最后滴入少许蓖麻油。衣服上被碱污染,先用水冲洗,再用 1%醋酸溶液洗涤,然后用稀氨水中和,最后用水冲洗。

(3)溴灼伤:先用大量水冲洗,再用 10%硫代硫酸钠溶液淋洗或用湿的硫代硫酸钠纱布覆盖灼伤处,至少 3 h。

（4）有机物：先用酒精擦洗除去大部分有机物，再用肥皂和温水洗涤即可。如果皮肤被酸等有机物灼伤，将灼伤处浸在水中至少 3 h，然后请医生处置。

（5）取用挥发性液体时，应预先充分冷却后开启瓶塞（开启安瓿时需用布包裹），瓶口必须指向无人处，以防液体喷溅而致人伤害；遇瓶塞不易开启时，必须注意瓶内贮物的性质，切不可用火加热，或乱敲瓶塞。

四、化学药品、试剂的贮存及使用

（一）化学药品的贮存

实验室所用的化学药品大多贮存在带磨口塞（最好是标准磨口）的玻璃瓶内，高黏度的液体存放在广口瓶中，一般性液体存放在细颈瓶内，氢氧化钠和氢氧化钾溶液保存在带橡皮塞或塑料塞的瓶内。对于能够与玻璃发生反应的化合物（如氢氟酸），则使用塑料或金属容器，碱金属存放在煤油中，黄磷则需以水覆盖。

对光敏感的物质，应贮藏在棕色玻璃瓶中。

对产生毒性或腐蚀性蒸气的物质（如溴、发烟硫酸、盐酸、氢氟酸）建议放在通风橱内专门的地方。

少量的或对湿气和空气敏感的物质常密封贮存于玻璃安瓿中。

某些毒品（如氰化物、砷及其化合物等）应按有关部门的规定进行贮存。

（二）化学药品使用中应注意的事项

有机溶剂具有易燃和有毒两个特点。易燃的有机溶剂（特别是低沸点易燃溶剂）不要倒入废物缸中，更不能用开口容器盛放易燃溶剂，以免引起火灾。

有机溶剂以较为隐蔽的方式产生对人的毒害，不要掉以轻心，在使用中应注意最大限度地减少与有机溶剂的直接接触。实验室中应充分通风。在正规、小心的操作下，有机溶剂不致造成任何健康问题。操作有毒试剂和物质时，必须戴橡皮手套或一次性塑料手套，操作后立即洗手。注意：切勿让有毒物质触及五官或伤口。

五、废品的销毁

碎玻璃和其他有锐角的废物不要丢入废纸篓或类似的盛器中，应该使用专门的废物箱。

不要把任何用剩的试剂倒回到原试剂瓶中，这是因为，首先，会对试剂造成污染，影响其他人的实验；其次，由于可能操作疏忽导致错误引入异物，有时会发生剧烈的化学反应，甚至会引起爆炸。

　　危险的废品,如会放出毒气或能够自燃的废品(活性镍、磷、碱金属等),决不能丢弃在废物箱或水槽中。不稳定的化学品和不溶于水或与水不混溶的溶液也禁止倒入下水道。应将它们分类集中后处理。对能与水混溶,或能被水分解的液体,必须用大量的水冲洗。

　　金属钾或钠的残渣应分批小量地加到大量的醇中予以分解(操作时须戴防护目镜)。

六、实验报告书写要求

　　做好实验记录和实验报告是每一个科研人员必备的基本素质。

　　实验报告是对实验过程的记录和总结,由实验过程和理论分析两部分组成。学生应根据实验报告格式如实认真书写,包括实验目的、原理和方法、主要仪器设备、主要试剂用量及规格、实验装置、实验步骤和现象、合成产物的性状和收率、粗产品纯化以及实验小结等。学生要根据自己所观察到的现象与结果,分析实验的成功与不足,并提出改进意见,从而提高分析和解决问题的能力。

第二部分　有机药物合成及性质鉴别

实验一　有机药物的定性试验

一、目的和要求

熟悉几种常见有机药物的主要性质和鉴别方法,并能进行定性鉴别。

二、操作步骤

1. 盐酸普鲁卡因

(1) 取本品约 20 mg,加蒸馏水 2 mL 使溶解,加稀盐酸 0.5 mL,再加 0.1 mol/L 亚硝酸钠 2 滴,摇匀,加碱性β-萘酚试液 2～3 滴,即产生猩红色沉淀。

(2) 取本品约 0.1 g,加蒸馏水 2 mL 溶解后,加 10%氢氧化钠溶液 1 mL,即生成白色沉淀;加热变成油状物;继续加热,发生的蒸气可使湿润的石蕊试纸变蓝;热至油状物消失后,放冷,加盐酸酸化,即析出白色沉淀,再加盐酸,白色沉淀又溶解。

若供试品为盐酸普鲁卡因注射液,(1)法可直接取注射液进行;(2)法须将注射液浓缩后再进行。

2. 阿司匹林

(1) 取本品约 50 mg,加蒸馏水 2 mL,煮沸,放冷,加入三氯化铁试液 1 滴,即显紫堇色。

(2) 取本品约 0.2 g,加碳酸钠试液 2～3 mL,煮沸 2 min,放冷,加入过量的稀硫酸,即析出白色沉淀,并发生醋酸特有的气味。

若供试品为阿司匹林片,可取片粉少许(约相当于 50 mg 阿司匹林),加蒸馏水 5 mL,煮沸,放冷,加三氯化铁试液 1 滴,即显紫堇色;另取片粉适量(约相当于 0.3 g 阿司匹林),加碳酸钠试液 5 mL,振摇后放置 5 min,过滤,取滤液煮沸 2 min,加过量的稀硫酸,析出白色沉淀,并发生醋酸特有的气味。

3. 水杨酸

取本品约 20 mg,加蒸馏水 1～2 mL 溶解,加三氯化铁试液 1 滴,即显紫堇色。

4. 对乙酰氨基酚

（1）取本品约 10 mg，加蒸馏水 1 mL 使溶解，加三氯化铁试液 1～2 滴，即显蓝紫色。

（2）取本品约 0.1 g，加稀盐酸 5 mL，置水浴中加热 40 min，放冷，取出 0.5 mL，滴加 1 mol/L 亚硝酸钠溶液 5 滴，摇匀，用 3 mL 蒸馏水稀释后，加碱性β-萘酚试液 2 mL，振摇，即显红色。

如供试品为对乙酰氨基酚片，可取片粉（约相当于 0.5 g 对乙酰氨基酚）用 10 mL 乙醇分次研磨使对乙酰氨基酚溶出，过滤，合并滤液，经水浴蒸干，取残渣照上述方法试验，显相同反应。

5. 苯甲酸

（1）取本品约 0.1 g，加 0.4%氢氧化钠试液 2 mL，振摇，取上清液加三氯化铁试液 2 滴，即发生赭色沉淀。

6. 磺胺

取本品约 50 mg，加稀盐酸 1 mL，振摇使溶解，加 0.1 mol/L 亚硝酸钠溶液数滴，再滴入碱性β-萘酚试液数滴，即产生猩红色沉淀。

7. 维生素 B_1

（1）取本品约 5 mg，加 0.4%氢氧化钠试液 2 mL 溶解后，加铁氰化钾试液 0.5 mL 与正丁醇 2 mL，强力振摇 2 min，放置分层后，上面醇层即显蓝色荧光；加硫酸使成酸性，荧光即消失；再加碱使成碱性，荧光又复现。

（2）取本品约 20 mg，加蒸馏水 2 mL 溶解后，分为两份，一份中加碘试液 2 滴，即产生棕色沉淀，另一份中加入碘化汞钾试液 2 滴，即产生黄色沉淀。

如供试品为维生素 B_1 片，则取本品片粉适量，加蒸馏水搅拌使溶解，过滤，蒸干滤液，取残渣照上述方法试验。

8. 维生素 C

（1）取本品约 0.1 g，加蒸馏水 5 mL 使溶解后，分为三份。于一份中加入 2,6-二氯靛酚钠试液 1～2 滴，试液颜色立即消失；于其余两份中分别加入碘试液 1 滴或三氯化铁试液 1 滴，试液颜色均消失。

（2）取本品约 0.1 g，加蒸馏水约 5 mL 使溶解，加入硝酸银试液 0.5 mL，即生成银的黑色沉淀。

如供试品为维生素 C 片，则取本品片粉适量（约相当于 0.2 g 维生素 C），加蒸馏水 10 mL 搅拌使溶，过滤，取滤液照上述方法试验。

三、记录与解释

1. 写出各药物中每个试验的简要步骤(加什么试剂、反应条件等)及产生的现象。
2. 简要解释各鉴别反应是利用药物的什么性质、什么结构或基团而进行的。

四、注意事项

1. 做阿司匹林的鉴别试验(1)时,可取阿司匹林约 50 mg,加蒸馏水 2 mL,加入三氯化铁试液 1 滴,观察现象,以作对照。

2. 用对乙酰氨基酚片做鉴别试验时,其酚羟基与三氯化铁的显色反应可直接取片粉加蒸馏水振摇、过滤、取滤液进行试验。

3. 做对乙酰氨基酚的重氮化偶合反应,必须严格遵照操作条件,应先将本品在沸水浴中水解完全,再进行重氮化反应。水解时不可明火直接加热,否则会因局部温度过高而促使本品被氧化或局部炭化,影响重氮化偶合反应的结果。

五、思考题

1. 做阿司匹林鉴别试验(1)时,煮沸的目的是什么?

_____

_____

_____

_____

2. 做维生素 B_1 试验(1)时,为什么加硫酸使溶液成酸性后荧光会消失?再加碱使溶液成碱性后荧光复现?

_____

_____

_____

_____

实验二　常用药物的稳定性试验

一、目的和要求

1. 熟悉几种常用药物的稳定性能,解释药物在试验中发生变化的原因。
2. 认识外界因素对药物稳定性的影响,明确为防止药物变质应采取的相应措施。

二、操作步骤

(一)碘化钾

1. 操作

取碘化钾 1 g,加蒸馏水 10 mL 使溶解,将溶液分为三管。第一管留作对照;第二管加入 2 滴 0.1 mol/L 盐酸溶液;第三管加入少量维生素 C 及 2 滴 0.1 mol/L 盐酸溶液,将第二、三管同置阳光下照射 2 h,比较三管的颜色。

2. 注意事项

若无明显阳光,可用紫外灯照射 2 h,或室内放置较久时间亦可。

(二)盐酸氯丙嗪

1. 操作

取盐酸氯丙嗪注射液两支,将注射液分盛于三支小试管中。于第一管中加入蒸馏水 5 滴;第二管中加过氧化氢试液 5 滴;第三管中加过氧化氢试液 5 滴及亚硫酸氢钠试液约 10 mg,混匀。三管同置水浴中加热 2 min,比较三管的颜色变化。

2. 注意事项

(1)亦可将本实验中的抗氧剂亚硫酸氢钠改为维生素 C。

(2)若盐酸氯丙嗪注射液在加热时颜色改变不明显,可另取供试品,在加热前加 1 滴 0.1 mol/L 盐酸溶液,以破坏注射液中原有的抗氧剂焦亚硫酸钠等,并有助于过氧化氢的氧化效果。

(三)维生素C

1. 操作

取维生素 C 0.5 g,置烧杯中,加蒸馏水 100 mL 使溶解,再加入碳酸氢钠 0.2 g,使溶解,混匀。用 10 mL 移液管吸取四份,分置于四个小锥形瓶中,第一瓶留作对照;第二瓶加入 0.1 mol/L 氢氧化钠溶液 2 mL;第三瓶加稀硫酸铜溶液(用硫酸铜试液 1 滴,加蒸馏水 10 滴稀释而成)1 滴;第四瓶加 0.05 mol/L 乙二胺四乙酸二钠溶液 5 滴及稀硫酸铜溶液(同上)1 滴。将第二、三、四瓶置水浴上加热 20 min,放冷。第二瓶滴加稀醋酸调 pH 至 4~7(以广泛试纸调试)。四瓶各加入稀醋酸 2 mL,淀粉指示液 1 mL,用碘滴定液(0.1 mol/L)滴定至蓝色。记录各瓶消耗的碘滴定液(0.1 mol/L)的体积(mL)。

2. 注意事项

(1) 在维生素 C 溶液中加入碳酸氢钠后,其 pH 值为 4~7,此时维生素 C 较为稳定,以相同取液量的原溶液作为消耗碘滴定液(0.1 mol/L)的比较,以试验各条件下对维生素 C 稳定性的影响情况。

(2) 四瓶供试液的取量应相等,故必须用移液管精密量取。

(3) 稀硫酸铜溶液不可多加,更不可加成硫酸铜试液,否则可引起干扰反应而造成误差。

(4) 第二瓶加 0.1 mol/L 氢氧化钠溶液,在用碘滴定液(0.1 mol/L)滴定前,必先用稀醋酸中和除去剩余的氢氧化钠,以防其消耗碘滴定液。

(四) 碳酸氢钠

1. 操作

取碳酸氢钠 0.2 g,加蒸馏水 10 mL,轻微搅拌使溶解,分为三管,第一管留作对照;第二管剧烈振摇 30 s;第三管加热煮沸,放冷。再于三管中分别加入酚酞指示液 1 滴,比较三管颜色。再将第二、三管通入二氧化碳,观察颜色变化。

2. 注意事项

(1) 在碳酸氢钠中加蒸馏水使溶解时,不宜剧烈振摇。

(2) 二氧化碳气体可用大理石加稀盐酸制取。在制备时,可将大理石置试管中,加入适量稀盐酸,在试管口以胶塞连一导气管,将产生的二氧化碳引出。必要时试管可加热。

(3) 导气管必须插入液面下面。

(五) 氨茶碱

1. 操作

取一试管,加入氨茶碱注射液(标示量 2 mL : 0.25 g)约 2 mL。于试管中通入二氧化碳,观察有何现象发生。

2. 注意事项

(1) 取其他规格的氨茶碱注射液适量亦行。氨茶碱注射液的浓度若较大,亦可酌情稀释,稀释后的浓度不宜低于 2.5%。

（2）亦可用氨茶碱原料药配成 2.5%氨茶碱溶液进行试验。

三、记录与结论

1. 记下每种药物在各种情况下（所加试剂及反应条件等）的反应现象或结果。可以文字叙述，也可列表记录，如表 2-1 所示。

表 2-1 现象记录

管号	试剂和反应条件	颜色变化（或消耗滴定液量或现象）	成因（影响因素）
1			
2			
3			

2. 从每个试验中的反应现象或结果得出结论，简要说明该试验表明该药物的什么性质，外界条件如何影响该药物的稳定性，以及针对药物的不稳定性应采取的防范措施等。

四、思考题

1. 在本实验中，各药物的稳定性试验依据的原理是什么？

2. 在各个试验中，该药物的哪部分结构或组成发生了反应？

3. 在各个试验中碘化钾溶液变黄、盐酸氯丙嗪溶液变红、氨茶碱溶液变浑,各生成了什么物质?

4. 联系试验中几种药物的稳定性情况,在该药物的调配、制剂及储存时应注意哪些事项?

5. 在做维生素 C 的试验中,所用的碘滴定液(0.1 mol/L)是否应准确地标出浓度? 为什么?

6. 配制碳酸氢钠注射液时,常要通二氧化碳,有何作用? 通入的量过多或过少对本品质量有无影响?

实验三 药物的配伍变化实验

一、目的和要求

1. 熟练药物配伍变化实验的操作技能。
2. 通过实验进一步验证药物的配伍禁忌。
3. 解释一些药物配伍化学变化的原理。

二、实验原理

由于治疗工作的需要,药物联合应用越来越广泛,尤其在输液中,多种药物配伍的情况比较普遍。在多种药物配伍时,既要保持各种药物的切实有效,又要防止发生配伍变化。

输液对液体的浓度、澄明度、pH 等质量要求均很严格,注射液配伍变化的影响因素也极其复杂,如 pH、温度、光照、混合的顺序、混合时间、药物的浓度等。不仅要考虑药物本身的性质,而且要考虑注射液中加入的附加剂,如缓冲剂、助溶剂、抗氧剂、稳定剂等。它们之间或它们与配伍药物之间都可能出现配伍变化。此外,各生产厂家的工艺、处方、附加剂品种、用量往往不一,特别应引起注意。

注射液配伍变化可以观察到变色、浑浊、沉淀、产气和发生爆炸等。可见配伍变化的实验方法主要是将两种注射液混合,在一定时间内用肉眼观察有无浑浊、沉淀、结晶、变色、产气等现象。实验中要注意量比、观察时间、浓度与 pH 值等,这些条件不同有时会出现不同的结果。量比通常是 1 安瓿∶1 安瓿,也有采用 1∶2 或 1∶3 者。如是大量输液,则最好按临床使用情况的量或按比例缩小。观察时间应根据给药方法来决定。

(一)变色

当药物制剂配伍引起氧化、还原、聚合、分解等反应时,可产生有色化合物或发生颜色变化。这种变色现象在光照射、高温、高湿环境中反应更快。

(二)浑浊和沉淀

1. 溶剂组成改变引起的变化
当某些含非水溶剂的制剂与输液配伍时,由于溶剂的改变会使药物析出。

2. pH 改变引起的变化

pH 是注射液的一个重要质控指标,在不适当的 pH 下药物会加速分解或产生沉淀。许多有机碱在水中难溶,需制成强酸盐才能配成溶液,同样,许多有机酸类在水中难溶,需要制成强碱盐才能配成溶液,这类注射液与其他注射液配伍后,由于 pH 改变,往往容易产生沉淀。

3. 直接反应引起的变化

某些药物可直接与输液中的一种成分反应,如在中性或碱性条件下,四环素会与含钙盐的输液形成螯合物而产生沉淀。

4. 盐析作用引起的变化

两性霉素 B 注射液为胶体分散系统,只能加到 5% 葡萄糖注射液中静滴,若将其加入含大量电解质的输液中,则由于盐析作用,致使胶体粒子凝聚而产生沉淀。

5. 缓冲剂引起的变化

某些药物会在含有缓冲剂的注射液中或具有缓冲能力的弱酸溶液中析出沉淀,如将 5% 硫喷妥钠 10 mL 加入生理盐水中不发生变化,但加入含乳酸盐的葡萄糖注射液中则会析出沉淀,这是因为含有乳酸根或醋酸根的输液是具有缓冲能力的弱酸溶液。

(三) 分解

药物在一定条件下(一定 pH 条件、某些离子的催化等)可能会发生分解,药效下降。

(四) 产气

在药物配伍时,偶尔会遇到产气的现象。如溴化铵、氯化铵或乌洛托品与强碱性药物配伍,溴化铵和利尿药配伍时,可分解产生氨气。

三、准备工作

1. 环境准备

实验室保持正常的工作状态。

2. 主要试药(注射液或粉针剂)

氨茶碱、重酒石酸去甲肾上腺素、盐酸多巴胺、碳酸氢钠、氯霉素注射液(12.5%,以丙二醇与水为混合溶剂制成)、维生素 C、生理盐水、盐酸氯丙嗪、苯巴比妥钠、诺氟沙星、氨苄西林钠、甲硝唑、青霉素 G 钠、5% 葡萄糖注射液。

3. 主要仪器

试管、天平、滴管、100 mL 量筒、10 mL 量筒。

4. 注意事项

(1) 本实验中若药物为粉针剂,须先取约 0.1 g 加水 2 mL 制成水溶液,然后进行实验。

（2）5%葡萄糖注射液的 pH 值为 3.2～5.5；生理盐水注射液的 pH 值约为 7。

（3）12.5%氯霉素注射液是以丙二醇和水为混合溶剂制成的。

（4）若在实验条件下，现象不明显，可适当延长观察时间并可逐步提高量比。

（5）许多药物在溶液中的反应很慢，个别注射液混合几小时才出现沉淀，所以在短时间内使用是完全可以的，但应在规定时间内输完。

四、操作步骤

（一）药物配伍产生变色

观察以下两组注射液混合后 10、20、30 min 溶液的颜色变化情况：

1. 去甲肾上腺素注射液 1 mL 与氨茶碱注射液 1 mL 混合。

2. 多巴胺注射液 1 mL 与碳酸氢钠注射液 1 mL 混合。

（二）药物配伍产生浑浊和沉淀

观察以下各组注射剂配伍后 10、20、30、60 min 溶液浑浊度的改变情况：

1. 氯霉素注射液、维生素 C 注射液、100 mL 生理盐水

（1）将 2 mL 氯霉素注射液与 2 mL 维生素 C 注射液混合，再将混合液加入 100 mL 生理盐水中。

（2）将 2 mL 氯霉素注射液加入 100 mL 生理盐水中，再加入 2 mL 维生素 C 注射液。

2. 注射用青霉素 G 钠、生理盐水或 5%葡萄糖注射液

（1）取约 0.1 g 青霉素 G 钠加水 2 mL 制成水溶液，加 5 mL 生理盐水。

（2）取约 0.1 g 青霉素 G 钠加水 2 mL 制成水溶液，加 5 mL 5%葡萄糖注射液。

3. 注射用氨苄西林钠、注射用诺氟沙星或 0.5%甲硝唑注射液

（1）分别取约 0.1 g 诺氟沙星和氨苄西林钠加水 2 mL 制成溶液后混合。

（2）取约 0.1 g 氨苄西林钠加水 2 mL 制成溶液与 2 mL 0.5%甲硝唑注射液混合。

4. 盐酸氯丙嗪注射液、注射用苯巴比妥钠

取约 0.1 g 苯巴比妥钠加水 2 mL 制成水溶液，加 2 mL 盐酸氯丙嗪注射液。

五、结果分析

（一）现象与原因

将实验现象与原因记录在表 3-1 中。

表 3-1　现象与原因

配伍药物（注射液）			现象	原因
药物 I	药物 II	药物 III		
氨茶碱	去甲肾上腺素			
碳酸氢钠	多巴胺			
氯霉素	维生素 C	生理盐水		
	生理盐水	维生素 C		
青霉素 G 钠	生理盐水			
	葡萄糖			
氨苄西林钠	诺氟沙星			
	甲硝唑			
盐酸氯丙嗪	苯巴比妥钠			

（二）分析与思考

根据实验结果分析产生原因，并判定属于哪种药物配伍禁忌。

_____

_____

_____

_____

_____

实验四 阿司匹林(乙酰水杨酸)的合成

一、目的和要求

1. 通过本实验,掌握阿司匹林的性状、特点和化学性质。
2. 熟悉酯化反应的原理,掌握实验操作步骤。
3. 进一步巩固重结晶的原理和实验方法。
4. 了解阿司匹林中杂质的来源和鉴别。

二、反应原理

在反应过程中,阿司匹林会自身缩合,形成一种聚合物。利用阿司匹林和碱反应生成水溶性钠盐的性质,可将其与聚合物分离。

聚合物

在阿司匹林产品中的另一个主要副产物是水杨酸,其来源可能是酰化反应不完全的原料,也可能是阿司匹林的水解产物。水杨酸可以在最后的重结晶中加以分离。

三、操作步骤

1. 原料规格及配比(见表 4-1)

表 4-1 原料规格及配比

原料名称	规格	用量	物质的量
水杨酸	AR	5.0 g	36 mmol
醋酐	AR	7.5~10 mL	
浓硫酸	AR	5~10 滴	
乙醇	AR	10 mL	

2. 操作

在 100 mL 干燥三颈瓶中,放入水杨酸 5.0 g,在搅拌状态下加入醋酐 7.5～10 mL,然后缓慢滴加浓硫酸 5～10 滴。水浴(附注 1)慢慢加热至 70～80℃,维持温度 10 min。然后将三颈瓶从热源上取下,使其慢慢冷却至室温。在冷却过程中,阿司匹林渐渐从溶液中析出(附注 2)。在冷到室温,结晶形成后,缓慢加入水 125 mL,边加边搅拌(附注 3),并将该溶液放入冰浴中冷却。待充分冷却后,大量固体析出,抽滤得到固体,冰水洗涤,并尽量压紧抽干,得到阿司匹林粗品。

将阿司匹林粗品放在 150 mL 烧杯中,加入饱和的碳酸氢钠水溶液约 60 mL(附注 4),搅拌到没有二氧化碳放出为止(无气泡放出,"嘶嘶"声停止)。有不溶的固体存在,真空抽滤,除去不溶物,滤液用 1∶1 盐酸调 pH 至 2。将烧杯放入冰浴中冷却,抽滤固体,并用冷水洗涤,抽紧压干固体,得阿司匹林半成品。

在三支盛有 5 mL 水的试管中分别溶解少量的苯酚、水杨酸和阿司匹林半成品,然后在每支试管中加 1～2 滴 10% $FeCl_3$ 溶液,观察其颜色。

将阿司匹林半成品转移到 150 mL 烧杯中,加入 10 mL 乙醇缓慢加热直到阿司匹林完全溶解,然后将混合物倒入 20 mL 热水(50～60℃)中,边加边搅拌,然后静置冷却,阿司匹林重结晶析出,抽滤,得到阿司匹林精品(附注 5)。用 $FeCl_3$ 溶液检查一下产物中是否还有未反应的水杨酸(附注 6),干燥,称重,计算收率。测熔点(135～138℃)。

3. TLC 监控反应结果

取少许阿司匹林产物和水杨酸原料分别用乙酸乙酯溶解,用毛细管直接分别蘸溶液点在 TLC 板上(见图 4-1),比较原料和产物的 R_f 值,估计产物的纯度。

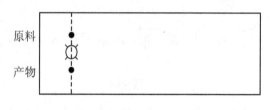

图 4-1　点样

四、附注

1. 加热的热源可以是蒸气浴、电加热套、电热板,也可以是烧杯加水的水浴。若加热的介质为水,则要注意不要让水蒸气进入三颈瓶中,以防止醋酐和生成的阿司匹林水解。

2. 倘若在冷却过程中阿司匹林没有从反应液中析出,可用玻璃棒或不锈钢刮勺,轻轻摩擦三颈瓶的内壁,也可同时将三颈瓶放入冰浴中冷却促使晶体生成。

3. 加水时要注意,一定要等结晶充分形成后才能加入。加水时要缓慢,并有放热现象,甚至会使溶液沸腾,产生醋酸蒸气,须小心,最好在通风橱中进行。

4. 当碳酸氢钠水溶液加到阿司匹林中时,会产生大量的气泡,注意分批少量地加入,一边加一边搅拌,以防气泡产生过多而引起溶液外溢。

5. 需在温热时就进行抽滤,防止冷却后水杨酸析出。

6. 若产品中仍含有水杨酸,可用35%乙醇润洗。

五、思考题

1. 实验用仪器用具需干燥无水,为什么? 能否用铁制仪器?

_____

_____

_____

_____

2. 在阿司匹林合成过程中,要加入少量浓硫酸,其作用是什么? 除硫酸外,是否可以用其他酸代替?

_____

_____

_____

_____

3. 聚合物是合成中的主要副产物,其生成的原理是什么? 除聚合物外,是否还会有其他可能的副产物?

_____

_____

_____

_____

4. 药典中规定,在成品阿司匹林中要检测水杨酸的量,为什么? 本实验中采用什么方法来测定水杨酸? 试简述其基本原理。

_____

_____

_____

_____

实验五　二氢吡啶钙离子拮抗剂的合成

一、目的和要求

1. 了解硝化反应、环合反应等合成反应的原理和方法。
2. 理解二氢吡啶类衍生物的性状和理化性质。
3. 掌握硝化反应、环合反应及其重结晶等简单操作。

二、反应原理

三、方法与步骤

（一）硝化

1. 原料规格及配比（见表 5-1）

表 5-1　原料规格及配比

原料名称	规格	用量	物质的量
硝酸钾	CP	5.5 g	54 mmol
苯甲醛	CP	5.0 g	47 mmol
98%浓硫酸	CP	20 mL	
碳酸钠试液	CP	10 mL	

2. 操作

在装有温度计和滴液漏斗的 100 mL 三颈瓶中，将 5.5 g 硝酸钾溶于 20 mL 98%浓硫酸中。用冰盐浴冷至 0℃以下，在强烈磁搅拌下，慢慢滴加苯甲醛 5.0 g（在 30～45 min 滴完），滴加过程中控制反应温度在 0～2℃。滴加完毕，控制反应温度在 0～5℃继续反应 90 min。将反应物慢慢倾入约 100 mL 冰水中，边倒边搅拌，析出黄色固体，抽滤。滤渣移至乳钵中,研细,加入 5%碳酸钠溶液 10 mL(由 0.5 g 碳酸钠加 10 mL 水配成),研磨 5 min(附注 1),抽滤,用冰水洗涤 7～8 次,压干,得间硝基苯甲醛,自然干燥(附注 2),称重,计算收率。测熔点(56～58℃)。

(二)环合

1. 原料规格及配比(见表 5-2)

表 5-2　原料规格及配比

原料名称	规格	用量	物质的量
间硝基苯甲醛	CP	5 g	33 mmol
乙酰乙酸乙酯	CP	9 mL	71 mmol
碳酸氢铵	CP	3 g	38 mmol
无水甲醇	CP	10 mL	
95% 乙醇	CP	适量	

2. 操作

在装有球形冷凝管的 100 mL 圆底烧瓶中,依次加入间硝基苯甲醛 5 g、乙酰乙酸乙酯 9 mL、碳酸氢铵 3 g、无水甲醇 10 mL,油浴加热使气泡平稳逸出,待碳酸氢铵完全消失后再回流 0.5 h,冰水冷却后,抽滤,晶体用 95% 乙醇 20 mL 洗涤(附注 3),压干,得黄色结晶性粉末,干燥称重,粗品以 95% 乙醇(5 mL/g)重结晶,干燥,称重,计算收率。测熔点。

(三)硝苯地平的合成

1. 原料规格及配比(见表 5-3)

表 5-3　原料规格及配比

原料名称	规格	用量	物质的量
邻硝基苯甲醛	CP	7.7 g	51 mmol
乙酰乙酸甲酯	CP	12.9 mL	0.12 mol
甲醇	CP	13 mL	
氨水	25%～28%	5.5 mL	

2. 操作

在装有球形冷凝管的 100 mL 三颈瓶中,依次加入邻硝基苯甲醛 7.7 g、乙酰乙酸甲酯 12.9 mL、甲醇 13 mL、氨水 5.5 mL,在搅拌下加热回流 3～4 h(附注 4)。反应完毕,将反应液倒入烧杯中自然冷却,析出结晶,抽滤,得粗品。粗品用甲醇重结晶,抽滤干燥,称重,计算收率;测熔点(172~174℃)。

四、附注

1. 硝化得到的间硝基苯甲醛粗品较为黏稠,加入 5%碳酸钠溶液 10 mL 后需仔细研磨以除去杂质。

2. 间硝基苯甲醛熔点较低,不宜红外干燥,需自然风干。

3. 在环合反应中,若油浴加热时气泡逸出不明显,或冰水冷却后无法析出结晶,可再加碳酸氢铵少许,进一步加热反应。

4. 根据 TLC 情况判断反应终点。

五、思考题

1. 试讨论二氢吡啶环的成环反应机理。为什么选择该产物进行合成,而不选择硝苯地平作为终产物?

_____

_____

_____

_____

2. 为什么硝化反应的选择性在间位?

_____

_____

_____

_____

3. 为什么使用碳酸氢铵?在加热条件下它会变成哪些物质?

_____

_____

_____

_____

实验六 磺胺醋酰(钠)的合成

一、目的和要求

1. 通过本实验,掌握磺胺类药物的一般理化性质,并掌握如何利用其理化性质的特点来达到分离提纯产品之目的。

2. 通过本实验操作,掌握乙酰化反应的原理及如何通过控制反应条件(如 pH、温度等)使目标产物成为主产物。

二、反应原理

$$\text{(NH}_2\text{-C}_6\text{H}_4\text{-SO}_2\text{NH}_2) \xrightarrow[\text{NaOH}]{\text{(CH}_3\text{CO)}_2\text{O}} \text{(NH}_2\text{-C}_6\text{H}_4\text{-SO}_2\text{NCOCH}_3\text{Na}) \xrightarrow{\text{H}^+} \text{(NH}_2\text{-C}_6\text{H}_4\text{-SO}_2\text{NHCOCH}_3) \xrightarrow{\text{NaOH}} \text{(NH}_2\text{-C}_6\text{H}_4\text{-SO}_2\text{NCOCH}_3 \cdot \text{H}_2\text{O Na})$$

三、方法与步骤

(一)磺胺醋酰(SA)的制备

1. 原料规格及配比(见表 6-1)

表 6-1 原料规格及配比

原料名称	规格	用量	物质的量
磺胺	CP	8.6 g	50 mmol
醋酐	AR	6.8 mL	71 mmol
氢氧化钠溶液	22.5%	11 mL	
氢氧化钠溶液	77.0%	6.25 mL	

2. 操作

在装有搅拌器、温度计和回流冷凝管的 100 mL 三颈瓶中投入磺胺 8.6 g 及 22.5%氢氧化钠溶液 11 mL,开动搅拌器,于水浴中加热至 50℃左右,待物料溶解后,交替滴加醋酐及 77%氢氧化钠溶液,每次 1/4(附注 1,2),加料期间反应温度维持在 50～55℃及

pH 12~13(附注3)。加料毕,继续保温搅拌反应30 min。将反应液转入100 mL烧杯中,加水10 mL稀释。用浓盐酸调pH至7,于冰浴中放置0.5~1 h,冷却析出固体。抽滤固体,用适量冰水洗涤(附注4)。洗液与滤液合并后用浓盐酸调pH至4~5,滤取沉淀压干(附注5)。沉淀用3倍量的10%盐酸溶解,放置20 min,抽滤除去不溶物,滤液加少量活性炭室温搅拌脱色后,抽滤,滤液用40%氢氧化钠溶液调pH至5,析出磺胺醋酰,抽滤,干燥,测熔点(179~184℃)(附注6)。

(二)磺胺醋酰钠的制备

1. 原料规格及配比(见表6-2)

表 6-2 原料规格及配比

原料名称	规格	用量
磺胺醋酰	自制	上步得重
氢氧化钠溶液	40%	适量

2. 操作

将以上所得的磺胺醋酰投入50 mL烧杯中,滴加少量水润湿(<0.5 mL)(附注7)。于水浴上加热至90℃,滴加40%氢氧化钠溶液至恰好溶解,溶液pH为7~8,趁热抽滤,滤液转至小烧杯中放冷析出结晶(附注8),抽滤,干燥,得磺胺醋酰钠。

四、附注

1. 本实验中使用氢氧化钠溶液有多种不同的浓度,在实验中切勿用错,否则会导致实验失败。

2. 滴加醋酐和氢氧化钠溶液是交替进行的,每滴完一种溶液后,再滴入另一种溶液。滴加时用玻璃吸管加入,滴加速度以液滴一滴一滴滴下为宜。

3. 反应中保持反应液pH在12~13很重要,否则收率会降低。

4. 在pH为7时析出的固体不是产物,应弃去。产物在滤液中,切勿搞错。

5. 在pH为4~5时析出的固体是产物。

6. 在本实验中,溶液pH的调节是决定反应能否成功的关键,应小心调节,否则实验会失败或收率降低。

7. 加入水的量以使磺胺醋酰略湿即可。0.5 mL较难掌握,可适当多加入一些(1 mL左右),在析晶时再蒸发去一些水分。

8. 此步须趁热过滤,漏斗应先预热。若滤液放置后较难析出结晶,可置电炉上略加热,使其挥发去一些水分,再放冷析晶。

五、思考题

1. 磺胺类药物有哪些理化性质？在本实验中,是如何利用这些性质进行产品纯化的？

_____

_____

_____

_____

2. 在处理反应液时,当 pH 为 7 时析出的固体是什么？当 pH 为 5 时析出的固体是什么？在 10%盐酸中不溶物是什么？为什么？

_____

_____

_____

_____

3. 在反应过程中,保持反应液 pH 在 12～13 是非常重要的。若碱性过强,其结果是磺胺较多,磺胺醋酰次之,磺胺双醋酰较少;若碱性过弱,其结果是磺胺双醋酰较多,磺胺醋酰次之,磺胺较少,为什么？

_____

_____

_____

_____

实验七　苯妥英钠的合成

一、目的和要求

1. 熟练乙内酰脲类抗癫痫药物的合成方法。
2. 掌握硝酸氧化等反应的操作技术。
3. 了解辅酶化学、安息香的缩合反应。
4. 学习苯妥英钠的提纯方法。

二、反应原理

三、方法与步骤

（一）安息香的辅酶合成

1. 原料规格及配比（见表 7-1）

表 7-1　原料规格及配比

原料名称	规格	用量	物质的量
盐酸硫胺	CP	2 g	6.1 mmol
H_2O	CP	4 mL	
95%乙醇	AR	12 mL	
3 mol/L NaOH 溶液	CP	约3.2 mL	10 mmol
苯甲醛	CP	8 mL	79 mmol

2. 操作

在装有回流冷凝管的 100 mL 圆底烧瓶中,将 2 g 盐酸硫胺溶解在约 4 mL 水中,在冰水浴冷却下加入 95%乙醇 12 mL,边加边搅拌,同时将约 3.2 mL 的 3 mol/L NaOH 溶液置于一小试管中,也放在冰水浴中冷却。约 10 min 后,将已冷却的 NaOH 溶液倒入盐酸硫胺溶液中,混合液用 10%盐酸调节 pH 到 8~9,量取 8 mL 苯甲醛(附注 1),并将其加入反应瓶中,用 65~70℃的水浴加热反应 90 min(附注 2),将反应液冷却至室温后再用冰水浴冷却,如果得到的产物为油状物,将反应液重新加热直到反应液变澄清,再以更慢的速度使其降温。如果需要,可以用玻璃棒摩擦瓶壁以使固体析出。

抽滤,固体用 20 mL 10%乙醇润洗两次,粗产品用 95%乙醇重结晶,干燥并称重,计算产率,测熔点(134~136℃)。

(二)联苯甲酰的制备

【方法一】

1. 原料规格及配比(见表 7-2)

表 7-2 原料规格及配比

原料名称	规格	用量	物质的量
安息香	CP	3.0 g	14 mmol
硝酸铵	CP	6.4 g	80 mmol
硫酸铜	CP	0.1 g	0.63 mmol
80%醋酸	CP	20 mL	

2. 操作

在装有搅拌、温度计、球形冷凝管的 100 mL 三颈瓶中,加入沸石,投入安息香 3 g、硝酸铵 6.4 g、硫酸铜 0.1 g、80%醋酸 20 mL,于 110~120℃加热回流反应 2 h,冷却至室温,有油状物析出,将反应液倾入 60 mL 水和 60 g 冰混合物中,不断搅拌至黄色固体结晶全部析出,过滤,水洗至中性,压干,干燥得联苯甲酰粗品,测熔点(94~97℃)。

【方法二】

1. 原料规格及配比(见表 7-3)

表 7-3 原料规格及配比

原料名称	规格	用量	物质的量
安息香	CP	3 g	14 mmol
稀硝酸	HNO₃:H₂O=1.5:0.6	7.5 mL	

2. 操作

在装有搅拌子、温度计、球形冷凝管的 100 mL 三颈瓶中,加入沸石,投入安息香 3 g、稀硝酸(HNO_3:H_2O = 1.5:0.6)7.5 mL,开动搅拌器,于油浴中加热逐渐升温至 110～120℃,反应 2 h(反应中会产生氧化氮气体,在冷凝管顶端装一导管,将其通入水中排出,附注 3)。反应毕,搅拌下冷却,将反应液倾入 60 mL 水和 60 g 冰混合物中,不断搅拌至油状物至黄色固体全部析出,过滤,水洗至中性,压干,干燥得联苯甲酰粗品,测熔点(94～97℃)。

(三)苯妥英及其钠盐的制备

1. 原料规格及配比(见表 7-4)

表 7-4　原料规格及配比

原料名称	规格	用量	物质的量
联苯甲酰	自制	2.0 g	9.5 mmol
尿素	CP	0.7 g	11.7 mmol
20% NaOH 溶液	CP	6 mL	
50% 乙醇	CP	10 mL	

2. 操作

在装有搅拌子、温度计和球形冷凝管的三颈瓶中投入联苯甲酰 2.0 g、尿素 0.7 g、20% NaOH 6 mL、50%乙醇 10 mL,开动搅拌器,水浴加热回流半小时(内浴温度 75～80℃),反应毕,将反应液倾入 120 mL 沸水中,加入活性炭,搅拌,煮沸 5 min,稍冷趁热过滤,滤液用 10%盐酸调 pH 至 6,放置析晶完全,抽滤,少量水洗,得苯妥英粗品,测熔点(293～295℃)。

3. 成盐及精制

将上步制得的苯妥英粗品,投入 150 mL 烧杯中。按粗品与水 1:4 之比例加入水(附注 4)。水浴上温热至 40℃,加入 20% NaOH 溶液至全溶,加活性炭少许,于搅拌下加热 5 min,趁热抽滤,滤液加氯化钠到饱和,放冷结晶析出,过滤,少量冰水洗涤,抽干,得干燥的苯妥英钠,计算收率。

四、附注

1. 由于苯甲醛在空气中容易被氧化,故在取苯甲醛时不要让其长时间暴露在空气中。

2. 维生素 B_1 对热不稳定,必须在冰箱中保存。由于维生素 B_1 在加热过程中易被破坏,故在加热反应体系时应缓慢升温。

3. 硝酸为强氧化剂,使用时应避免与皮肤、衣服等接触,以防损伤皮肤和衣物。在氧化过程中,硝酸被还原产生氧化氮气体,其具有一定的刺激性,故需控制反应温度,以防反应激烈时大量气体溢出。

4. 在制备钠盐时,水量稍多则可使收率受到明显影响,要严格按比例加水。

五、思考题

1. 在为什么在盐酸硫胺溶液中加入 NaOH 溶液?

_____

_____

_____

_____

2. 在方法二联苯甲酰制备过程中,反应温度为什么逐渐升高?

_____

_____

_____

_____

3. 本品精制的原理是什么? 精制过程中加入氯化钠的目的是什么?

_____

_____

_____

_____

_____

实验八　利胆酸的合成

一、目的和要求

了解 Williamson 合成和 Knoevenagel 反应的原理及操作。

二、反应原理

$$HO \overset{}{\underset{H_3CO}{\bigcirc}} CHO + ClCH_2CH_2OH \xrightarrow{NaOH} HOH_2CH_2CO \overset{}{\underset{H_3CO}{\bigcirc}} CHO$$

$$\xrightarrow{CH_2(COOH)_2} HOH_2CH_2CO \overset{}{\underset{H_3CO}{\bigcirc}} \overset{}{\underset{H}{C}} = CHCOOH$$

三、方法与步骤

（一）3-甲氧基-4-（2-羟基乙氧基）-苯甲醛的合成

1. 原料规格及配比（见表 8-1）

表 8-1　原料规格及配比

原料名称	规格	用量	物质的量
香兰素	CP	9.1 g	60 mmol
氯乙醇	CP	9.6 mL	143 mmol
氢氧化钠	CP	5.7 g	143 mmol
碘化钾	CP	1.2 g	7.2 mmol
水		40 mL	

2. 操作

在 100 mL 三颈瓶中加入香兰素 9.1 g、KI 1.2 g、NaOH 5.7g 和水 40 mL。装上温度计、滴液漏斗和搅拌子,用热水浴加热至 70℃,固体完全溶解后用滴液漏斗缓慢滴加 HOCH₂CH₂Cl(约用时 45 min)。滴毕把滴液漏斗换成回流冷凝管,搅拌并控制反应液温度在 75～85℃,反应 2～4 h。反应结束后将反应液放在冰箱里直到结晶析出完全。抽滤,固体用冰水洗至中性。固体在红外灯下干燥,称重并计算收率。

(二) 3-[4-(2-羟基乙氧基)-3-甲氧基-苯基]-2-丙稀酸的制备

1. 原料规格及配比(见表 8-2)

表 8-2　原料规格及配比

原料名称	规格	用量	物质的量
3-甲氧基-4-(2-羟基乙氧基)-苯甲醛	CP	3.92 g	20 mmol
丙二酸	CP	2.50 g	24 mmol
吡啶	CP	20 mL	
哌啶	CP	8 滴	

2. 操作

在 100mL 三颈瓶中加入丙二酸 2.50 g、吡啶 20 mL,搅拌使固体完全溶解,加入 3-甲氧基-4-(2-羟基乙氧基)-苯甲醛 3.92 g 和 8 滴哌啶,装上回流冷凝管、温度计和搅拌子。保持反应液在 80～100℃下 2 h,反应结束后,将反应液缓慢倒入盛有碎冰和浓盐酸 20 mL 的烧杯中,边倒边搅拌,然后放在冰浴中冷却直到结晶析出完全。抽滤得到黄色固体,干燥称重,计算产率并测熔点(202～203℃)。

四、思考题

1. 为什么要缓慢滴加 $HOCH_2CH_2Cl$?

2. 第二步反应结束为何要将反应液倒入碎冰和浓盐酸的烧杯中?

第三部分　实验基本操作技能

一、药物化学实验常用玻璃器皿的名称与使用

在药物化学实验中使用的普通玻璃器皿,与其他普通化学如有机化学、无机化学常用玻璃器皿基本相同,主要包括试管、普通漏斗、干燥管、冷凝管、各种规格的烧杯、不同类型与规格的烧瓶、各种规格的量筒、量杯等。而在药物合成实验中还常用带有标准磨口的玻璃仪器,这些仪器是按国际通用技术标准制作的。特别是磨口与磨口塞尺寸具有标准化、系列化和通用化的特点,所以使用起来非常方便。常用的标准磨口规格为10、14、19、24、29等,数字是指磨口最大端直径的毫米数,由于仪器容量大小及用途不一,有不同型号的标准磨口。数字相同的内外磨口可以任意互换套用;若两磨口编号不同,可通过不同编号的双磨口接头(又称变口),使之连接起来。

使用标准玻璃磨口仪器时须注意以下几点:

1. 保持磨口表面的清洁,若有固体残渣,会使磨口对接不严密,导致漏气,甚至损坏磨口。

2. 磨口用后立即拆卸、洗净,各个部件分开存放,以免长期放置后难以拆开。

3. 一般使用磨口仪器无须涂润滑剂,以免污染反应物或产物;若反应中有强碱,则应涂润滑剂,防止磨口连接处遇碱腐蚀粘牢而无法拆开。

4. 在安装标准玻璃磨口仪器时,遵循先下后上、先中间后两边的顺序,保证磨口连接处不受歪斜的压力。

药物化学实验室常用的普通玻璃仪器和带有标准磨口的玻璃仪器如图 9-1 所示。

　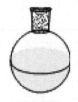　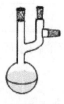　　

三颈瓶　　　　　圆底烧瓶　　　　克氏蒸馏瓶　　　　梨形瓶　　　　抽滤瓶

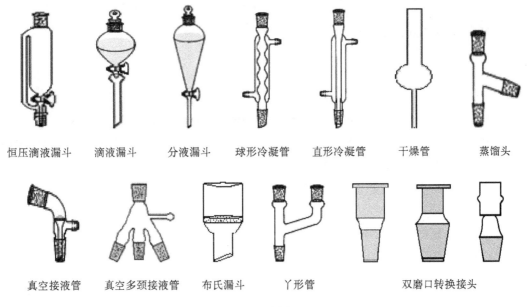

| 恒压滴液漏斗 | 滴液漏斗 | 分液漏斗 | 球形冷凝管 | 直形冷凝管 | 干燥管 | 蒸馏头 |

| 真空接液管 | 真空多颈接液管 | 布氏漏斗 | 丫形管 | 双磨口转换接头 |

图 9-1 玻璃仪器

二、常用溶剂的性质和纯化

丙酮 Acetone

性质:具有芳香气味,易挥发、易燃的无色透明液体。mp -94.9℃, bp 56.5℃, d_4^{20} 0.790 8。

纯化:杂质通常是水、甲醇、乙醛。在丙酮中加入高锰酸钾回流至紫色不再褪去,蒸出丙酮,可用无水硫酸镁、无水硫酸钙或4Å分子筛干燥,过滤后蒸馏,得到高纯度丙酮。

注意:不能用无水高氯酸钙作为干燥剂,因其与丙酮蒸气接触有发生爆炸的危险。

乙腈 Acetonitrile

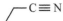

性质:具有芳香气味的无色透明液体,有毒。mp -45.7℃, bp 81.6℃, d_4^{20} 0.782 2。

纯化:杂质通常是水、丙烯腈、醚、氨等。在乙腈中反复加入五氧化二磷(不可过量),加热回流,直至没有颜色。然后在馏出物中加入少量碳酸钾再蒸馏,最后用分馏柱分馏,纯化的乙腈储存在棕色瓶中。

二氯甲烷 Dichloromethane

$$\underset{\underset{H}{|}}{\overset{\overset{Cl}{|}}{Cl\rightarrow C-H}}$$

性质:具有芳香气味的无色透明液体。mp −95.1℃,bp 39.8℃,d_4^{20} 1.326 6。

纯化:先用 5%碳酸钠溶液洗涤,再用水洗涤,最后用无水氯化钙干燥,蒸馏收集馏分,纯品置于棕色瓶内,阴凉干燥避光保存。

注意:不可与金属接触,否则有爆炸危险。

三氯甲烷,氯仿 Trichloromethane

$$\underset{\underset{H}{|}}{\overset{\overset{Cl}{|}}{Cl\rightarrow C-Cl}}$$

性质:无色透明重质液体,极易挥发,有特殊气味。mp −63.5℃,bp 61.3℃,d_4^{20} 1.483 2。

纯化:氯仿中通常加入 1%乙醇作为稳定剂以防止氯仿分解。除去乙醇可用水洗涤氯仿 4～5 次后,将分出的氯仿用无水氯化钙或碳酸钾干燥 24～36 h,过滤,蒸馏,收集馏分。纯品置于棕色瓶内,阴凉干燥避光保存。

二甲亚砜 Dimethyl sulfoxide(DMSO)

$$\underset{\diagup}{\overset{\overset{\displaystyle O}{\|}}{\diagdown S}}$$

性质:无色、无嗅、微带苦味的吸湿性液体。mp 18.5℃,bp 189.0℃,d_4^{20} 1.095 4。

纯化:杂质通常是水。加入氢化钙(氧化钡/无水硫酸钡)粉末后搅拌 5～10 h,再减压蒸馏收集馏分。蒸馏时,温度不可高于 90℃,否则会发生歧化反应生成二甲砜和二甲硫醚。

乙醇 Ethyl alcohol

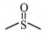

性质:常温、常压下是一种易燃、易挥发、具有特殊香味的无色透明液体。mp −114.1℃,bp 78.3℃,d_4^{20} 0.789 3。

纯化:杂质通常是少量水。在乙醇中,加入金属钠,待反应毕,再加入邻苯二甲酸二乙酯或草酸二乙酯,回流,然后进行蒸馏;或在乙醇中加入干燥镁丝,装回流冷凝管,在冷凝管上口添加一支无水氯化钙干燥管,回流,蒸馏即得高纯度乙醇。

石油醚 Petroleum ether

性质：低相对分子质量烷烃类（主要是戊烷和己烷）的混合物,无色透明液体,有特殊臭味,易挥发。mp<-73℃,bp 30～130℃,d_4^{20} 0.64～0.66。

纯化：石油醚中常含少量沸点与烷烃相近的不饱和烃,难以用蒸馏法分离,可用浓硫酸和高锰酸钾将其除去。在分液漏斗中,加入石油醚,用 10%浓硫酸分两次洗涤,再用10%硫酸与高锰酸钾配制的饱和溶液洗涤,直至紫色不再消失。用蒸馏水洗涤两次后,用无水氯化钙干燥,蒸馏,收集所需规格的馏分。

乙酸乙酯 Ethyl acetate

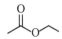

性质：无色澄清液体,有芳香气味,易挥发。mp -83.6℃,bp 77.2℃,d_4^{20} 0.900 3。

纯化：杂质通常是微量水、乙醇和乙酸。可先用 5%碳酸钠溶液洗涤,再经饱和氯化钙溶液或饱和食盐水洗涤数次,在酯层加入适量无水碳酸钾或硫酸镁干燥,蒸馏,即得纯度较高的乙酸乙酯。

乙醚 Ether

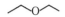

性质：易挥发,易燃,有特殊气味的无色液体。mp -116.2℃,bp 34.6℃,d_4^{20} 0.713 8。

纯化：杂质通常是水、乙醇及少量过氧化物。纯化时先用无水氯化钙除去大部分水和乙醇,再经蒸馏,金属钠干燥可除去水和乙醇;如果乙醚中含水较多,会产生大量气泡,此时,可用带有氯化钙干燥管的软木塞塞住。放置 24h,将乙醚转入干燥棕色瓶中,再压入钠丝,直到不再产生气泡且钠表面保持光亮金属光泽为止。新配制的硫酸亚铁稀溶液与乙醚溶液混合,剧烈振摇后分液可除去过氧化物。

注意：为了防止爆炸事故发生,在蒸馏乙醚时,切不可全部蒸干,浓缩液中的过氧化物受热非常危险。

四氢呋喃 Tetrahydrofuran

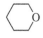

性质：无色易挥发液体,有类似乙醚气味。mp -108.5℃,bp 66.0℃,d_4^{20} 0.889 2。

纯化：杂质通常是少量水及四氢呋喃自动氧化生成的过氧化物。除去过氧化物可加入 0.3%碘化亚铜溶液,回流并蒸馏后即可。如要制得无水四氢呋喃,可通过分子筛、氢化铝锂、氢化钙除去水分。

注意： 四氢呋喃对黏膜有刺激性作用，如果杂质过氧化物含量较大，弃掉为宜。

冰醋酸 Acetic acid glacial

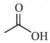

性质： 有刺激性气味的无色晶体，具强吸水性。mp 16.6℃，bp 118.0℃，d_4^{20} 1.049 2。

纯化： 杂质通常是微量的乙醛、水和某些氧化物。纯化时加入乙酐或五氧化二磷使之与所含水反应，或加入 2%～5%高锰酸钾溶液在低于沸点条件下加热 2～6 h，然后分馏，得到纯乙酸。

三、重结晶与抽滤

通过化学合成得到的固体药物产品往往夹杂一些反应副产物、原料等，称为粗品；必须经过精制纯化，才能作为药品使用。常用的精制纯化的有效方法之一就是选用适宜的溶剂进行重结晶，其原理是利用药物粗品中各成分在某种溶剂或某种混合溶剂中，在一定温度下溶解度不同而将其分离。

一般操作过程为：将需要纯化的药物粗品加热溶于适宜溶剂中，使其成近饱和浓溶液；若溶液中含有色杂质，可加活性炭煮沸 5～10 min 脱色，然后趁热过滤除去不溶杂质和活性炭；将滤液冷却，使结晶自过饱和溶液中析出，而可溶性杂质仍留在母液中，再过滤，洗涤结晶以除去吸附的母液；所得结晶经干燥后测定熔点来确定其纯度。若不符合要求，可重复上述操作直至达到药品标准。但当杂质含量较高时，直接采用重结晶是不适宜的，必须先进行初步提纯，例如萃取、蒸馏、升华等，然后再用重结晶提纯。

在重结晶整个过程中的过滤都应采用抽滤。所谓抽滤，是指采用减压抽气过滤，使用的器材为布氏漏斗和抽滤瓶，特点是过滤操作速度快。在趁热抽滤的操作中，为了防止结晶在过滤的过程中析出，布氏漏斗和抽滤瓶在过滤前应放在烘箱内或用同一种热溶剂预热；滤纸应小于布氏漏斗的底面，以能刚盖住小孔为宜，而且必须用同一溶剂将滤纸湿润。如溶剂为酸性溶液，为防止抽破滤纸，可采用双层滤纸抽滤。抽滤时还应防止抽滤泵中的水倒吸入抽滤瓶中，可在抽滤瓶与泵之间加装一个安全瓶，抽滤完毕后，先撤除抽滤瓶与安全瓶之间的连接，再关闭水泵。

[例]　苯甲酸的重结晶与抽滤　称取苯甲酸粗品 3 g，放入 150 mL 烧杯中，加入 60 mL 蒸馏水和几粒沸石，盖上表面皿，加热至沸，并用玻璃棒不断搅动，使其溶解。这时若还有未溶解的固体，可继续加入少量热水，直至全部溶解为止。移去火源，稍冷，加适量活性炭，搅动，再煮沸 5～10 min 脱色。趁热抽滤，滤液放置自然冷却后，析出结晶，抽滤、洗涤，取出结晶放于表面皿上，摊开。在红外灯下干燥，测定熔点，并与粗品熔点作比较，称重，计算重结晶的收率。

四、萃取

萃取,是化学实验中用来提取和纯化化合物的手段之一,通过萃取,能从固体或液体混合物中提取出所需要的物质。

(一) 液—液萃取

通常用分液漏斗来进行液体中的萃取。其主要理论依据是分配定律,基本原理为利用物质在两种互不相溶(或微溶)的溶剂中溶解度或分配系数的不同,使物质从一种溶剂转移到另一种溶剂中。经过反复多次萃取,将绝大部分的化合物提取出来。

有机化合物在有机溶剂中的溶解度一般比在水中的溶解度大,因此,用有机溶剂萃取溶于水的化合物是萃取的典型实例。根据分配定律,在萃取时,把溶剂分成数份做多次萃取比全部量的溶剂做一次萃取效果好,一般3~5次为佳。对萃取溶剂的选择要求:毒性小;沸点低;与原溶剂不相混溶;对被萃取物质的溶解度大。常用的溶剂有石油醚、乙酸乙酯、乙醚、二氯甲烷、氯仿等。

在分液漏斗振摇萃取的过程中常产生乳化现象,导致分层不明,可采取以下方法破乳:①延长放置时间;②加热;③盐析,即加入少量电解质,如氯化钠;④过滤除去乳化层;⑤滴加乙醇以改变表面张力。

(二) 液—固萃取

从固体中萃取化合物,实验室多采用索氏提取器。其原理是:利用溶剂对样品中被提取成分与杂质之间溶解度的不同而达到分离纯化样品的目的。通过对溶剂加热回流及虹吸现象,使固体物质每次都被新的溶剂所萃取。但受热易分解或变色的物质不宜采用此法。

五、蒸馏

蒸馏是一种热力学的分离工艺,常用于液体有机化合物的分离、纯化,以及溶剂的回收。蒸馏是蒸发和冷凝两种单元操作的联合,与其他的分离手段,如萃取、重结晶等相比,它的优点在于不需使用系统组分以外的其他溶剂,从而保证不会引入新的杂质。

(一) 常压蒸馏

常压蒸馏是在常压条件下操作的蒸馏过程。当主产物与相关杂质的沸点相差30℃左右时,用常压蒸馏就能达到分离纯化的目的。

（二）减压蒸馏

减压蒸馏亦称真空蒸馏。当化合物的沸点很高，或加热未到沸点化合物即已分离、氧化或聚合时，这些化合物不适合用常压蒸馏的方法进行分离纯化，因而采用降低体系压力，以降低沸点来达到蒸馏纯化的目的。减压蒸馏时应注意：仪器要耐压，不能用锥形瓶作接收装置；当混合溶剂中含有低沸点溶剂时，一般先在常压下回收大部分溶剂后，再用水泵，最后用油泵减压蒸馏。

（三）分馏

分馏实际上是多次蒸馏，它更适合于分离提纯沸点相差不大的液体有机混合物。分馏的基本原理与蒸馏类似，不同之处在于分馏在装置上多一分馏柱，使汽化、冷凝的过程由一次改为多次，因此，分馏即是多次蒸馏。分馏时，为了提高分馏效果，往往在分馏管中添加填料，如瓷管、玻璃环、马鞍形金属环和螺旋形金属环等，分离效果一般依次递增，可根据实际需要选择。操作时，为了保持柱内适当的温度梯度，分馏管需要用石棉绳或其他材料包裹。

（四）水蒸气蒸馏

对于某些能与水蒸气一起挥发的物质，可用水蒸气蒸馏进行分离纯化。此法常用于具有挥发性的植物活性成分的提取。当某些有机物在达到沸点时容易被破坏，或反应时为了除去高沸点溶剂时，亦可采用水蒸气蒸馏在 100℃以下使其蒸出。使用这种方法时，被提纯的化合物应该在沸腾状态下与水不起化学反应，且在 100℃左右应具有一定的蒸气压（一般不小于 10 mmHg，1 mmHg=0.133 kPa）。

六、干燥

干燥是化学实验室工作中最普通而又重要的一种操作。当有机合成反应需要在绝对无水条件下进行时，所用的原料、试剂和溶剂必须事先进行干燥；同时，在反应过程中为了防止空气中的水分侵入反应系统，也需要加入适当的干燥剂吸收湿气。某些含有水分而经过加热会变质受到破坏的化合物，在蒸馏或用无水溶剂进行重结晶前必须进行干燥处理。此外，在进行元素的定量分析之前，为了保证分析结果的准确性，必须事先进行干燥。在某些情况下，需要除去含有的结晶水或其他溶剂，也需要进行干燥操作。

干燥方法主要包括物理干燥和化学干燥。常用的物理干燥方法包括分馏、共沸蒸馏、加热、吸附、真空干燥、冷冻、通过干燥空气等。化学干燥方法主要是使用化学干燥剂进行脱水。

（一）气体化合物的干燥

气体的干燥一般是将干燥剂装在干燥管或洗气瓶中，让气体通过干燥剂以达到干燥的目的。常用的干燥剂及适用物质如下：

1. 浓硫酸　常用于干燥中性或酸性气体，如 N_2、O_2、H_2、Cl_2、CO_2、SO_2、HCl、NO_2、CH_4 等。但不能干燥还原性气体，如 HBr、HI、H_2S，或碱性气体，如 NH_3。

2. 五氧化二磷　可用于干燥大部分气体，如 H_2、O_2、CO_2、CO、SO_2、N_2、CH_4、C_2H_4、C_2H_2 等，但不能干燥碱性气体，如 NH_3。

3. 无水氯化钙　氯化钙水溶液显中性，可以干燥很多气体，如 H_2、HCl、CO_2、CO、SO_2、N_2、O_2、低级烷烃、醚、烯烃、卤代烷等。但由于 NH_3 会与氯化钙反应，所以不能干燥 NH_3。

4. 氧化钙、氢氧化钠和氢氧化钾　碱性干燥剂，可以干燥碱性气体，如 NH_3，中性气体，如 N_2、O_2、H_2、CH_4、C_2H_4、C_2H_2。不能干燥酸性气体。

5. 溴化钙、溴化锌　主要用于干燥 HBr。

6. 硅胶　可以干燥 H_2、O_2、Cl_2 等。

（二）液体化合物的干燥

1. 分馏　若被干燥液体的沸点与水的沸点相差较大，则可用精密分馏柱干燥除水，如甲醇、丙酮等。

2. 共沸蒸馏　若被干燥液体与水不相溶，而能与水形成共沸混合物时，可用形成的二元或三元混合物以共沸蒸馏的方法干燥除水。如无水吡啶的获得，常与苯进行共沸蒸馏，最先馏出的是吡啶—水—甲苯三元混合物（沸点为 85℃），然后是吡啶—水二元混合物（沸点为 92～93℃），最后蒸出的是吡啶（沸点为 115.5℃）。

水能与某些溶剂共沸的性质不仅可用于溶剂的干燥，也可用于某些反应中生成的水的去除。如酯化反应生成的水可利用共沸原理去除，有利于反应的进行，提高收率。

3. 利用干燥剂干燥脱水　在液体有机物中加入适宜的干燥剂，振荡片刻，密闭静置过夜，滤去干燥剂，进行蒸馏精制。必须注意的是，在干燥过程中干燥剂与液体直接接触，可能会有一部分被干燥物质吸附于干燥剂表面，因而造成损失。因此要合理控制干燥剂的用量，以免损失太大。在选用干燥剂时，应考虑被干燥物质的稳定性、干燥剂在不同温度下的干燥效力、干燥剂中水分的含量及干燥容许程度等因素。各类液态有机化合物常用的干燥剂见表 9-1。

表 9-1　液态有机化合物常用的干燥剂

有机物	干燥剂
醚类、烷烃、芳烃	$CaCl_2$，$CaSO_4$，P_2O_5，Na
卤代烃类	$CaCl_2$，$MgSO_4$，$CaSO_4$，Na_2SO_4，P_2O_5
有机碱类	CaO，NaOH，KOH
醇类	K_2CO_3，$MgSO_4$，$CaSO_4$，CaO
醛类、酸类	$MgSO_4$，$CaSO_4$，Na_2SO_4
酮类、酯类	K_2CO_3，$MgSO_4$，$CaSO_4$，Na_2SO_4

（二）固体化合物的干燥

1. 加热干燥　采用加热的方法,如用烘箱或红外线灯干燥样品。其干燥速度随温度的升高而加快。若被干燥物质在较高温度下易分解,可采用真空干燥箱,在减压条件下,于较低温度即可达到干燥的目的。

2. 干燥器干燥　将待干燥的固体置于干燥器内,在干燥器底部放入适当的干燥剂进行干燥。常用的干燥剂及其性质如下:

（1）氢氧化钠、氢氧化钾、氧化钙:碱性干燥剂,可干燥除水,也可去除被干燥物挥发出来的酸性杂质,如乙酸、HCl 等。

（2）硅胶、活性氧化铝:通过物理吸附水进行干燥。

（3）五氧化二磷:吸水性强,但碱性物质和含羟基的化合物不能用五氧化二磷干燥。

（4）氯化钙:吸水能力强但需较长时间。除了能吸水,还可除去被干燥物挥发出的醇、酚、胺等杂质。

七、薄层色谱

薄层色谱法（Thin Layer Chromatography，TLC）又称薄层层析,是一种微量、快速、简便的分离方法,常用于柱色谱分离条件的探索及洗脱剂的选择、柱色谱过程跟踪、化合物的初步鉴定、混合物的分离、合成反应进程的跟踪及产品鉴定等。

比较常用的是吸附薄层色谱,它是将吸附剂均匀涂在玻璃板上作固定相,经干燥、活化后,将待分离混合物点样,用适当的溶剂作展开剂（即流动相）,样品中的各组分会随着流动相向上移动,吸附能力弱的组分（即极性较小）移动较快,吸附能力强的组分（即极性较大）移动较慢,最终将各组分分离。在薄层板上,混合物的每个组分上升的高度与展开剂上升前沿之比称为该化合物的 R_f 值,又称比移值。

吸附薄层色谱的吸附剂常用的是氧化铝和硅胶。硅胶是无定形多孔性物质,略具酸性,适用于酸性和中性化合物的分离和分析。氧化铝极性比硅胶大,比较适合分离极性小的化合物。各类有机化合物与上述两类吸附剂的亲和力的大小次序大致如下:

羧酸＞醇＞伯胺＞酯、醛、酮＞芳香族化合物＞卤代物＞醚＞烯烃＞烷烃

TLC 分析通常需点样、展开、显色 3 步操作。

1. 点样　点样前,先用铅笔在层析上距末端 1 cm 处轻轻画一条横线,然后用毛细管吸取样液垂直地、轻轻地在横线上点样。如果溶液浓度不够,需要重复点样,可在前一次样点干后,在原点样处再点,点样斑点直径不要大于 2 mm。若斑点过大,往往会造成拖尾、扩散等现象。一块板上可以点多个样,但是样点间距离一般不小于 1~1.5 cm,样点与玻璃边缘距离至少 1 cm,防止产生边缘效应。

2. 展开　在展开过程中,必须选择合适的展开剂。展开剂的极性越大,对化合物的解吸能力越强(即样品对吸附剂的吸附能力越弱),R_f 值就越大。常用展开剂极性大小顺序为:

己烷、石油醚<环己烷<四氯化碳<三氯乙烯<二硫化碳<甲苯<苯<二氯甲烷<三氯甲烷<乙醚<乙酸乙酯<丙酮<丙醇<乙醇<甲醇<水<吡啶<乙酸

根据需要,也可以选择混合溶剂为展开剂。薄层色谱的展开必须在密闭容器中进行,将选择的展开剂倒入展开缸中(高度约为 0.5 cm),待展开缸中充满溶剂蒸汽后,再将点好样的薄层板放入展开缸中。注意:展开剂不能没过样点。当展开剂展开至前沿距板顶端 0.5~1 cm 处时,取出薄层板,用铅笔画出前沿位置,晾干。

在薄层板点样后,应待溶剂挥发完,再放入展开缸中展开。R_f 值一般控制在 0.3~0.8,当 R_f 值很大或很小时,应适当改变展开剂的极性。

3. 显色　展开后的薄层板经过干燥后,若分离的化合物本身有色,可直接在薄层板上看到分开的各组分斑点。若本身无色但有紫外吸收,可在紫外光灯下观察斑点。有时也可以用显色剂显色,常用的显色剂有碘、浓硫酸等。

八、柱色谱

柱色谱分离有机物的原理与薄层色谱相似,如图 9-2 所示,色谱柱内装有经活化的吸附剂(固定相),再加入样品 A 和 B,样品中的各组分在柱的顶端被吸附剂吸附,然后从柱的顶端加入有机溶剂(洗脱剂)。由于各组分的吸附能力不同,所以各组分随洗脱剂向下移动的速度也不一样,吸附能力最弱的首先随溶剂流出(B),吸附能力强的后流出(A),以此达到分离效果。

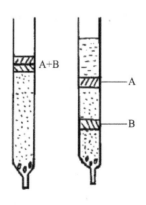

图 9-2　柱色谱示意图

常用的吸附剂有氧化铝、硅胶、氧化镁、碳酸钙和活性炭等。合适的吸附剂通常符合以下几个要求：与被分离物质和展开剂不发生化学反应、颗粒大小均匀合适等。柱色谱中常用的吸附剂是硅胶，硅胶对各类化合物的吸附能力与 TLC 相似。

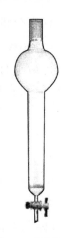

洗脱剂的选用可通过薄层色谱筛选，一般 TLC 展开时 R_f 值为 0.2～0.3 的溶剂系统是最佳的洗脱系统，采用梯度洗脱法洗脱。

硅胶柱色谱（见图 9-3）的操作方法及注意事项如下：

1. 装柱

操作要点：装柱前柱底要垫一层脱脂棉以防吸附剂外漏。砂芯柱可以直接加入吸附剂。色谱柱的大小要根据分离样品量及分离的难易程度进行选择。

图 9-3　硅胶柱色谱

装柱方法一般有干法装柱和湿法装柱两种方法。

（1）干法装柱：将硅胶通过漏斗装入柱内，中间不应间断，形成一细流慢慢加入管内。也可用洗耳球轻轻敲打硅胶柱使硅胶装填连续均匀、紧密，再用油泵将柱子抽实，然后在柱的顶端加入 0.5～1 cm 厚的石英砂。柱装好后，打开下端活塞，然后倒入洗脱剂洗脱以排尽柱内空气，并保持一定液面。一般淋洗剂是采用 TLC 分析得到的展开剂的比例再稀释 1 倍后的溶剂。通常上面加压，下面再用油泵抽，这样可以加快速度，并可以使柱子比较结实。

（2）湿法装柱：将最初准备使用的洗脱剂装入柱内，约为柱高的 3/4，再将硅胶和溶剂调成糊状，慢慢地倒入柱内。此时应将柱的下端旋塞打开，控制流出速度为 1 滴/s，同时可以用洗耳球轻轻敲打柱子，使吸附剂均匀下沉，然后再加压将柱子压实、压平，最后在柱子顶端加入 0.5～1 cm 厚的石英砂。注意，柱内液面始终要高于填充物。

2. 上样

将欲分离的样品溶于少量装柱时用的洗脱剂中，制成体积小、浓度高的样品溶液，加入色谱柱中硅胶面上（湿法上样）。如样品不溶于装柱时用的洗脱剂，则将样品溶于易挥发的溶剂中，并加入适量硅胶（不超过柱中硅胶全量的 1/10）与其拌匀，除尽溶剂，将拌有样品的硅胶均匀加到柱项（始终保持洗脱剂有一定的液面），再覆盖一层硅胶或石英砂即可（湿法上样）。

上样时注意沿着柱内壁慢慢加入，始终保持硅胶上端表面平整；上样量为硅胶的 1/60～1/30。不要将所有样品都上样，要留出一点对照用。

3. 洗脱

上样完毕后，先用淋洗剂淋洗，然后不断加入洗脱剂，并保持一定高度的液面，在整个操作中勿使硅胶表面的溶液流干。一旦流干，再加溶剂，易产生气泡和裂缝，影响分离效果。同时要注意控制洗脱液的流出速度，保持洗脱剂流速为 1～2 滴/s。一般不宜太快，若太快会使柱中交换来不及达到平衡，从而影响分离效果。收集洗脱液时，可采用试管、锥形瓶等进行等份收集，并随时将收集液与原样点板对照。

如单一溶剂洗脱效果不好，可用混合溶剂（一般不超过 3 种溶剂）洗，通常采用梯度洗脱。洗脱剂的洗脱能力由弱到强逐步递增。

4. 收集处理

收集装置如图9-4所示。等份收集洗脱液,每份收集量大概与所用硅胶的量相当。每份洗脱液采用薄层定性检测,合并含相同成分的洗脱液。经浓缩、重结晶处理往往可得到某一单体成分。如仍为几个单体成分的混合物,不易析出单体成分的结晶,则需要进一步层析或用其他方法分离。

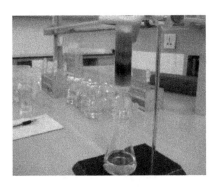

图9-4 收集装置

注意:

(1)柱色谱分离能力比薄层色谱分离能力强,效果更好,尤其对结构相似、性质接近、采用薄层色谱难以分离的成分分离效果好。

(2)洗柱子尽量不用含水的混合溶剂。

九、磁力搅拌器的使用操作

1. 目的 正确、规范使用IKA磁力搅拌器,保证检测工作的顺利进行和仪器安全。

2. 适用范围 磁力搅拌器适用于黏稠度不是很大的液体或者固液混合物的混匀操作。

3. 操作规程

(1)把所需搅拌的玻璃仪器放在加热板正中,加入溶液,把搅拌子放在溶液中。

(2)接通电源,打开电源开关。

(3)调节调速旋钮,由慢至快调节到所需速度,不允许高速挡起动,以免搅拌子因不能同步而跳子。

(4)需加热时,开加热开关,调节加热温度。

(5)搅拌结束后,将速度调至最低,温度调至最低,必要时用搅拌子取出棒取出搅拌子。

(6)切断电源,将搅拌器擦拭干净。

4. 注意事项

(1)倾斜玻璃仪器加入搅拌子,切不可将搅拌子垂直放入玻璃仪器而造成玻璃破裂。

（2）搅拌时发现搅拌子跳动或不搅拌时，切断电源检查烧杯底是否平，烧杯放置位置是否正确。

（3）搅拌器运转时间不要过长，中速运转可持续 8 h，高速运转可持续 4 h。

（4）加热时间一般不宜过长，间歇使用可延长寿命，不搅拌时不加热。

（5）仪器应保持清洁干燥，尤其不要使溶液进入机内。

（6）加热时指示灯闪烁，警告用户加热盘高温，不可触摸。

十、旋转蒸发仪的使用操作

1. 准备工作

（1）接通仪器电源，将水浴锅加水至合适水位，开启加热开关，设定温度。

（2）开启冷却水循环装置总开关及泵开关，设定合适温度。

（3）将收集瓶套在球磨口，以球磨口卡子锁紧。

2. 正常工作

（1）将待浓缩药液加入浓缩瓶（加入量为瓶容量的 1/3），将浓缩瓶套在接口上，用塑料卡环扣紧。

（2）调节升降臂高度，至浓缩瓶内液面与水浴液面平齐；打开旋转开关，调至合适转速。

（3）打开水泵开关，关闭旋转蒸发仪加料阀，随时注意浓缩液是否沸腾，调整加料阀控制气压，避免爆沸导致浓缩液喷入仪器冷凝部分。

3. 结束工作

（1）打开旋转蒸发仪加料阀通大气，待仪器内部气压与大气压相等时关闭水泵开关。

（2）关闭旋转开关，升起升降臂至合适高度，取下塑料卡环及浓缩瓶。

（3）将收集瓶中液体倒至储存处后，将收集瓶套在球磨口，以球磨口卡子锁紧。

（4）关闭水浴锅电源，关闭冷却水循环装置总开关及泵开关。

4. 注意事项

（1）使用前先检查仪器真空度。

（2）玻璃器皿如浓缩瓶、收集瓶为仪器专用，需轻拿轻放。

（3）水浴锅需先加水后打开电源及加热开关，禁止无水干烧。

5. 异常情况处理

操作过程中如发现异常情况或异响，应立即停止操作，并打开旋转蒸发仪加料阀通大气，待仪器内部气压与大气压相等时关闭水泵开关，切断各部分电源，报告老师。

附　录　实验常用数据

一、常用元素相对原子质量

元素		相对原子质量	元素		相对原子质量
名称	符号		名称	符号	
氢	H	1.007 94	氦	He	4.002 602
锂	Li	6.941	铍	Be	9.012 182
硼	B	10.811	碳	C	12.010 7
氮	N	14.006 74	氧	O	15.999 4
氟	F	18.998 403 2	氖	Ne	20.179 7
钠	Na	22.989 768	镁	Mg	24.305 0
铝	Al	26.981 539	硅	Si	28.085 5
磷	P	30.973 761	硫	S	32.065
氯	Cl	35.452 7	氩	Ar	39.948
钾	K	39.098 3	钙	Ca	40.078
钪	Sc	44.955 910	钛	Ti	47.867
钒	V	50.941 5	铬	Cr	51.996 1
锰	Mn	54.938 05	铁	Fe	55.845
钴	Co	58.933 20	镍	Ni	58.693 4
铜	Cu	63.546	锌	Zn	65.39
镓	Ga	69.732	锗	Ge	72.61
砷	As	74.921 59	硒	Se	78.96
溴	Br	79.904	氪	Kr	83.80
铷	Rb	85.467 8	锶	Sr	87.62
钇	Y	88.905 85	锆	Zr	91.224
铌	Nb	92.906 38	钼	Mo	95.94
钌	Ru	101.07	铑	Rh	102.905 5
钯	Pd	106.42	银	Ag	107.868 2
镉	Cd	112.411	铟	In	114.818
锡	Sn	118.710	锑	Sb	121.760
碲	Te	127.60	碘	I	126.904 47

续表

氙	Xe	131.29	铯	Cs	132.905 43
钡	Ba	137.327	镥	Lu	174.967
铪	Hf	178.49	钽	Ta	180.947 9
钨	W	183.85	铼	Re	186.207
锇	Os	190.2	铱	Ir	192.22
铂	Pt	195.08	金	Au	196.966 54
汞	Hg	200.59	铅	Pb	207.2
铋	Bi	208.980 37	镭	Ra	226.025 4

二、常用有机溶剂沸点、密度

名称	沸点/℃	密度, d_4^{20}	名称	沸点/℃	密度, d_4^{20}
甲醇	64.96	0.791 4	乙醇	78.50	0.789 3
丙醇	97.2	0.804 0	异丙醇	82.5	0.785 0
正丁醇	117.25	0.809 8	正戊醇	138.1	0.816 8
乙醚	34.51	0.713 8	丙酮	56.2	0.789 9
丁酮	79.6	0.805 0	甲酸	100.5	1.220 0
乙酐	139.55	1.082 0	乙酸	117.9	1.049 2
乙酸甲酯	57.00	0.933 0	乙酸乙酯	77.06	0.900 3
丙酸乙酯	99.10	0.891 7	丙酸甲酯	79.85	0.915 0
四氢呋喃	66	0.888 0	二氧六环	101.1	1.033 7
吡啶	115	0.981 9	二乙胺	55.5	0.711 0
乙二胺	117.1	0.898 0	二氯甲烷	40.0	1.326 6
三氯甲烷	61.7	1.483 2	四氯化碳	76.8	1.584 2
1,2-二氯乙烷	83.4	1.256 9	二硫化碳	46.25	1.263 2
二甲亚砜	189.0	1.101 4	N,N-二甲基甲酰胺	152.8	0.944 5
苯	80.10	0.878 7	甲苯	110.6	0.866 9
硝基苯	210.8	1.203 7	乙腈	81.6	0.785 4

三、常用氘代溶剂和杂质峰在 ^{1}H 谱中的化学位移

（单位：ppm）

溶剂	—	CDCl$_3$	(CD$_3$)$_2$CO	(CD$_3$)$_2$SO	C$_6$D$_6$	CD$_3$CN	CD$_3$OH	D$_2$O
溶剂峰	—	7.26	2.05	2.49	7.16	1.94	3.31	4.80
水峰	—	1.56	2.84	3.33	0.40	2.13	4.87	—
乙酸	—	2.10	1.96	1.91	1.55	1.96	1.99	2.08
丙酮	—	2.17	2.09	2.09	1.55	2.08	2.15	2.22
乙腈	—	2.10	2.05	2.07	1.55	1.96	2.03	2.06
苯	—	7.36	7.36	7.37	7.15	7.37	7.33	—
叔丁醇	CH$_3$	1.28	1.18	1.11	1.05	1.16	1.40	1.24
	OH	—	—	4.19	1.55	2.18	—	—
叔丁基甲醚	CCH$_3$	1.19	1.13	1.11	1.07	1.14	1.15	1.21
	OCH$_3$	3.22	3.13	3.08	3.04	3.13	3.20	3.22
氯仿	—	7.26	8.02	8.32	6.15	7.58	7.90	—
环己烷	—	1.43	1.43	1.40	1.40	1.44	1.45	—
1,2-二氯甲烷	—	3.73	3.87	3.90	2.90	3.81	3.78	—
二氯甲烷	—	5.30	5.63	5.76	4.27	5.44	5.49	—
乙醚	CH$_3$(t)	1.21	1.11	1.09	1.11	1.12	1.18	1.17
	CH$_2$(q)	3.48	3.41	3.38	3.26	3.42	3.49	3.56
二甲基甲酰胺	CH	8.02	7.96	7.95	7.63	7.92	7.79	7.92
	CH$_3$	2.96	2.94	2.89	2.36	2.89	2.99	3.01
	CH$_3$	2.88	2.78	2.73	1.86	2.77	2.86	2.85
二甲基亚砜	—	2.62	2.52	2.54	1.68	2.50	2.65	2.71
二氧杂环	—	3.71	3.59	3.57	3.35	3.60	3.66	3.75
乙醇	CH$_3$(t)	1.25	1.12	1.06	0.96	1.12	1.19	1.17
	CH$_2$(q)	3.72	3.57	3.44	3.34	3.54	3.60	3.65
	OH(s)	1.32	3.39	3.63	—	2.47	—	—
乙酸乙酯	CH$_3$CO	2.05	1.97	1.99	1.65	1.97	2.01	2.07
	OCH$_2$(q)	4.12	4.05	4.03	3.89	4.06	4.09	4.14
	CH$_3$(t)	1.26	1.20	1.17	0.92	1.20	1.24	1.24
甲乙酮	CH$_3$CO	2.14	2.07	2.07	1.58	2.06	2.12	2.19
	CH$_2$(q)	2.46	2.45	2.43	1.81	2.43	2.50	3.18
	CH$_3$(t)	1.06	0.96	0.91	0.85	0.96	1.01	1.26
乙二醇	—	3.76	3.28	3.34	3.41	3.51	3.59	3.65
润滑脂	CH$_3$(m)	0.86	0.87	—	0.92	0.86	0.88	—
	CH$_2$(br)	1.26	1.29	—	1.36	1.27	1.29	—

续表

溶剂	—	CDCl₃	(CD₃)₂CO	(CD₃)₂SO	C₆D₆	CD₃CN	CD₃OH	D₂O
正己烷	CH₃(t)	0.88	0.88	0.86	0.89	0.89	0.90	—
	CH₂(m)	1.26	1.28	1.25	1.24	1.28	1.29	—
甲醇	CH₃	3.49	3.31	3.16	3.07	3.28	3.34	3.34
	OH	1.09	3.12	4.01	2.16	—	—	—
正戊烷	CH₃(t)	0.88	0.88	0.86	0.87	0.89	0.90	—
	CH₂(m)	1.27	1.27	1.27	1.23	1.29	1.29	—
异丙醇	CH₃(d)	1.22	1.10	1.04	0.95	1.09	1.50	1.17
	CH	4.04	3.90	3.78	3.67	3.87	3.92	4.02
硅脂	—	0.07	0.13	—	0.29	0.08	0.10	—
四氢呋喃	CH₂	1.85	1.79	1.76	1.40	1.80	1.87	1.88
	CH₂O	3.76	3.63	3.60	3.57	3.64	3.71	3.74
甲苯	CH₃	2.36	2.32	2.30	2.11	2.33	2.32	—
	CH(o/p)	7.17	7.20	7.18	7.02	7.30	7.16	—
	CH(m)	7.25	7.20	7.25	7.13	7.30	7.16	—
三乙基胺	CH₃	1.03	0.96	0.93	0.96	0.96	1.05	0.99
	CH₂	2.53	2.45	2.43	2.40	2.45	2.58	2.57
石油醚	—	0.5~1.5	0.6~1.9	—	—	—	—	—

参考文献

[1]尤启冬.药物化学实验与指导[M].北京:中国医药科技出版社,2000.

[2]任玉杰.有机化学实验[M].上海:华东理工大学出版社,2010.

[3]唐赟.药学专业实验教程[M].上海:华东理工大学出版社,2010.

[4]张彦文,陈小林.药物化学[M].北京:高等教育出版社,2014.

[5]IKA磁力搅拌器使用说明书.

药物化学实验报告

班　级＿＿＿＿＿＿

学　号＿＿＿＿＿＿

姓　名＿＿＿＿＿＿

实验内容目录与评分

序号	内容	评分
实验一	有机药物的定性试验 ……………………	_____
实验二	常用药物的稳定性试验 …………………	_____
实验三	药物的配伍变化实验 ……………………	_____
实验四	阿司匹林(乙酰水杨酸)的合成 ………	_____
实验五	二氢吡啶钙离子拮抗剂的合成 ………	_____
实验六	磺胺醋酰(钠)的合成 …………………	_____
实验七	苯妥英钠的合成 …………………………	_____
实验八	利胆酸的合成 ……………………………	_____
实验九	柱色谱 ……………………………………	_____

总评分_____

实验一 有机药物的定性试验

一、目的和要求

二、药品与器材

三、操作步骤与现象

1. 盐酸普鲁卡因

2. 阿司匹林

3. 水杨酸

4. 对乙酰氨基酚

5. 苯甲酸

6. 磺胺

7. 维生素 B_1

8. 维生素 C

四、讨论与分析

成　　绩:＿＿＿＿＿＿
批改教师:＿＿＿＿＿＿
日　　期:＿＿＿＿＿＿

实验二　常用药物的稳定性试验

一、目的和要求

二、药品与器材

三、操作步骤与现象

1. 碘化钾

2. 盐酸氯丙嗪

3. 维生素 C

4. 碳酸氢钠

5. 氨茶碱

四、讨论与分析

成　　绩：_____

批改教师：_____

日　　期：_____

实验三　药物的配伍变化实验

一、目的和要求

二、反应原理

三、方法与步骤

1. 实验仪器

2. 原料与试剂（规格和用量）

3. 操作与步骤

（1）药物的配伍产生变色

（2）药物配伍产生浑浊与沉淀

四、结果记录

配伍药物（注射液）			现象	原因
药物 I	药物 II	药物 III		
氨茶碱	去甲肾上腺素			
碳酸氢钠	多巴胺			
氯霉素	维生素 C	生理盐水		
	生理盐水	维生素 C		
青霉素 G 钠	生理盐水			
	葡萄糖			
氨苄西林钠	诺氟沙星			
	甲硝唑			
盐酸氯丙嗪	苯巴比妥钠			

五、讨论与分析

成　绩：＿＿＿＿＿＿

批改教师：＿＿＿＿＿＿

日　期：＿＿＿＿＿＿

实验四　阿司匹林（乙酰水杨酸）的合成

一、目的和要求

二、反应原理

三、方法与步骤

1. 实验仪器

2. 原料与试剂（规格和用量）

3. 操作与步骤

四、结果记录

五、讨论与分析

成　　绩：＿＿＿＿＿＿

批改教师：＿＿＿＿＿＿

日　　期：＿＿＿＿＿＿

实验五　二氢吡啶钙离子拮抗剂的合成

一、目的和要求

二、反应原理

三、方法与步骤

1. 实验仪器

2. 原料与试剂（规格和用量）

3. 操作与步骤

四、结果记录

五、讨论与分析

成　　绩：_____

批改教师：_____

日　　期：_____

实验六　磺胺醋酰(钠)的合成

一、目的和要求

二、反应原理

三、方法与步骤

1. 实验仪器

2. 原料与试剂(规格和用量)

3. 操作与步骤

四、结果记录

五、讨论与分析

成　　绩：_____

批改教师：_____

日　　期：_____

实验七　苯妥英钠的合成

一、目的和要求

二、反应原理

三、方法与步骤

1. 实验仪器

2. 原料与试剂（规格和用量）

3. 操作与步骤

四、结果记录

五、讨论与分析

成　　绩：_____
批改教师：_____
日　　期：_____

实验八　利胆酸的合成

一、目的和要求

二、反应原理

三、方法与步骤

1. 实验仪器

2. 原料与试剂（规格和用量）

3. 操作与步骤

四、结果记录

五、讨论与分析

成　　绩:_____
批改教师:_____
日　　期:_____

实验九　柱色谱

一、目的和要求

二、原理与依据

三、方法与步骤

1. 实验仪器

2. 原料与试剂（规格和用量）

3. 操作与步骤

四、结果记录

五、讨论与分析

成　　绩：_____

批改教师：_____

日　　期：_____

图书在版编目(CIP)数据

药物化学实验教程 / 杜文婷主编. —杭州：浙江大学
出版社，2017.8(2024.8 重印)

ISBN 978-7-308-16990-5

Ⅰ.①药… Ⅱ.①杜… Ⅲ.①药物化学-化学实验-
高等学校-教材 Ⅳ.①R914-33

中国版本图书馆 CIP 数据核字(2017)第 132340 号

药物化学实验教程

杜文婷 主编

策　　　划	阮海潮(1020497465@qq.com)	
责任编辑	阮海潮	
责任校对	陈静毅　郝　娇	
封面设计	周　灵	
出版发行	浙江大学出版社	
	(杭州市天目山路 148 号　邮政编码 310007)	
	(网址：http://www.zjupress.com)	
排　　　版	杭州兴邦电子印务有限公司	
印　　　刷	广东虎彩云印刷有限公司绍兴分公司	
开　　　本	787mm×1092mm　1/16	
印　　　张	5	
字　　　数	113 千	
版 印 次	2017 年 8 月第 1 版　2024 年 8 月第 3 次印刷	
书　　　号	ISBN 978-7-308-16990-5	
定　　　价	25.00 元